DES Roséoles Ordonnées

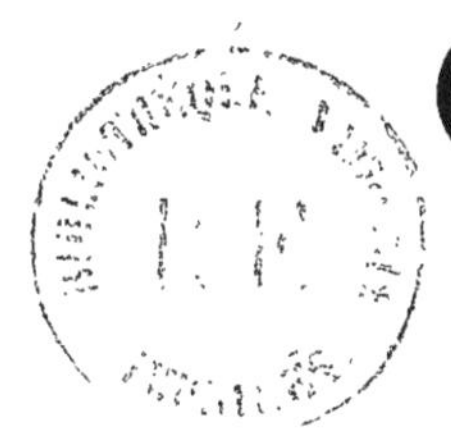

PAR

Le Dr Maurice VIEL
DE L'UNIVERSITÉ DE PARIS

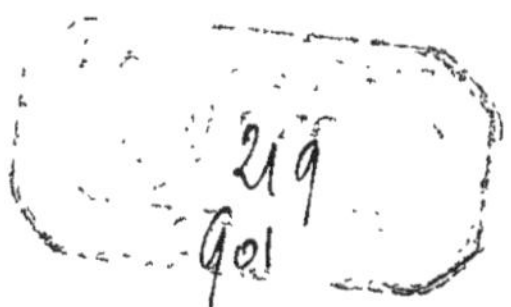

LIBRAIRIE MEDICALE ET SCIENTIFIQUE
JULES ROUSSET
PARIS. — 36, Rue Serpente. — PARIS
(EN FACE LA FACULTÉ DE MÉDECINE)

—

1901

DES

Roséoles

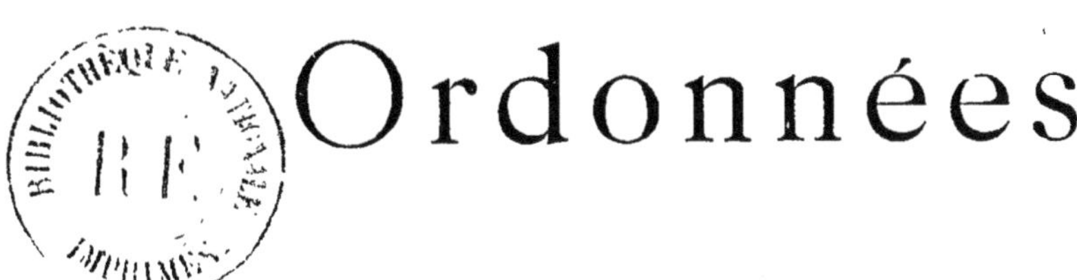

Ordonnées

PAR

Le Dr Maurice VIEL
DE L'UNIVERSITÉ DE PARIS

LIBRAIRIE MÉDICALE ET SCIENTIFIQUE
JULES ROUSSET
PARIS. — 36, Rue Serpente. — PARIS
(EN FACE LA FACULTÉ DE MÉDECINE)

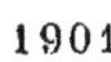

1901

A MES PARENTS

A MES AMIS

A MON PRÉSIDENT DE THÈSE

M. LE PROFESSEUR BRISSAUD

Professeur de Pathologie interne à la Faculté de Médecine de Paris.
Médecin de l'Hôtel-Dieu.
Chevalier de la Légion d'Honneur.

INTRODUCTION

Ce travail a pour point de départ l'étude que M. de Beurmann, médecin de l'Hôpital Broca, et M. Louis Delherm, interne des Hôpitaux, ont faite récemment de certaines roséoles syphilitiques à ordination spéciale, suivant les espaces intercostaux et dont ils ont exposé les résultats dans le *Journal des Praticiens* du 13 avril dernier.

Il nous a paru que, rapprochées des diverses dermatoses en bandes et de ces cas de syphilides zoniformes qui ont été signalés depuis quelques années, ces roséoles pouvaient constituer les éléments d'un travail intéressant, et c'est ce qui nous a décidé à en faire le sujet de notre thèse.

Nous diviserons ainsi notre sujet :

Un premier chapitre traitera brièvement du zona et des dermatoses pour lesquelles la disposition en bandes a été signalée ;

Le second chapitre sera consacré aux formes ordonnées que prend parfois la syphilis, ordination qui se traduit tantôt par des lésions symétriques, tantôt par des lésions disposées en bandes ;

Dans un troisième chapitre nous étudierons les roséoles à ordination spéciale suivant les espaces intercostaux ;

Dans un dernier chapitre, enfin, nous nous demanderons quelle cause préside à la disposition en bandes de ces diverses éruptions et en particulier de nos roséoles.

Avant d'aborder notre sujet, nous devons, et c'est pour nous un devoir agréable à accomplir, adresser nos remercîments les plus sincères :

D'abord à M. le docteur de Beurmann, pour le bienveillant accueil qu'il nous a fait dans son service ;

A notre ami Louis Delherm, qui a été pour nous un conseiller précieux dans l'élaboration de ce travail ;

A tous nos maîtres dans les Facultés et les Hôpitaux de Toulouse et de Paris pour l'enseignement qu'ils nous ont donné ;

Nous remercions enfin M. le professeur Brissaud pour l'honneur qu'il nous a fait d'accepter la présidence de notre thèse.

CHAPITRE I

Des dermatoses en bandes.

Il est bien des maladies de la peau dont les lésions sont réparties sans ordre sur la surface du corps ; mais il en est aussi qui présentent une disposition régulière, en quelque sorte systématique. La disposition en bandes, en séries linéaires, en traînées, n'est pas chose rare parmi elles.

1° Des dermatoses qui présentent ce caractère, la plus commune est le *zona*.

On sait que le zona est une éruption de vésicules herpétiques disposées en séries linéaires et suivant grossièrement le trajet des nerfs cutanés. Le zona est localisé à une moitié du corps ; sur le tronc il affecte la forme d'une demi-ceinture, sur les membres celle de traînées parallèles à leur axe. En général il est unilatéral.

Le zona *thoracique* représente la forme la plus classique de la maladie ; dans cette forme, l'éruption se présente en lignes occupant un ou plusieurs espaces intercostaux, de préférence le troisième, le quatrième, le cinquième, le sixième ou le septième espace. Il est limité à une moitié du corps, de l'épine dorsale au sternum. Parfois il est double et symétrique, mais cette symétrie n'est pas constante.

Le zona peut aussi sillonner l'abdomen, les lombes, les fesses, les membres inférieurs, la face (où il peut se localiser à la région de l'œil), le cou, le cuir chevelu, etc.

2° Mais le zona n'est pas la seule dermatose qui présente ce caractère ; une autre, qui est bien plus rare que le zona, le présente fréquemment : c'est la *sclérodermie*. On sait que la sclérodermie consiste dans la transformation fibreuse du derme et des tissus sous-jacents.

Cette sclérose peut être diffuse ou généralisée et occuper d'emblée une vaste étendue des téguments ; elle peut aussi se localiser en bandes ou en taches.

En bandes, elle se dispose en séries linéaires sur la peau du thorax et le long des membres, surtout des membres supérieurs, à la façon du zona ; elle peut occuper le front et le cuir chevelu, elle peut aussi être annulaire et étrangler un membre, un doigt.

En taches, elle occupe principalement le cou, le dos, la face, la poitrine, les bras, les cuisses ; la tache est unique ou multiple, unilatérale, ayant parfois la disposition zoniforme, ou bilatérale et symétrique.

MM. Gaucher et Coyon viennent précisément de présenter, à la séance du 24 mai dernier de la Société Médicale des Hôpitaux, un cas de sclérodermie en plaques, zoniforme : il s'agit d'une malade portant sur le bras droit et à la base du sein droit des petites plaques blanchâtres, irrégulièrement arrondies, d'un aspect cicatriciel ; c'étaient des plaques indurées, lardacées, à peau lisse d'un blanc nacré ; leur caractère particulier était leur disposition zoniforme ; cinq plaques siégeaient sur le territoire du brachial cutané interne ; une sixième était située dans le deuxième espace intercostal. Cette disposition zoniforme vient appuyer l'origine nerveuse de la sclérodermie regardée comme une trophonévrose.

3° Le *pemphigus* aussi peut se disposer en bandes. Le pemphigus consiste dans l'apparition sur le tégument de bulles à liquide opalin, dont les dimensions varient de celles d'une lentille à celles d'une pomme.

Les bulles peuvent être disséminées ; elles peuvent aussi simuler, par leur disposition réciproque, des chaînettes et des lignes serpentines, et présenter ainsi une forme linéaire ou serpigineuse.

M. le professeur Brissaud a publié en 1879 l'histoire clinique d'une femme qu'il avait observée dans le service de Charcot ; elle présentait une éruption d'une trentaine de grosses bulles de pemphigus avec d'autres plus petites ; ces bulles étaient disséminées sur le côté gauche du corps, depuis la colonne vertébrale jusqu'à la ligne axillaire. Considérant l'unilatéralité et la situation de ces éléments, M. Brissaud leur attribue une origine nerveuse, les rapproche du zona et leur donne le nom de *pemphigus zoster*.

4° Considérons maintenant les *naevi*. Sous le nom

de naevi on désigne toutes les altérations d'origine congénitale intéressant la couleur ou la texture de la peau. Parmi les naevi la plupart semblent répartis sans ordre sur les divers points de la peau ; mais d'autres offrent une disposition régulière, en quelque sorte systématique, et se présentent sous forme de bandes ou de traînées très étendues, dont la direction générale est parallèle à l'axe des membres ou qui entourent le thorax en ceinture à la façon du zona. De nombreuses observations en ont été signalées dans ces dernières années. Si l'on consulte les *Annales de Dermatologie et de Syphiligraphie*, on y trouve de nombreux cas.

M. Hallopeau, en 1891, signale un homme qui présente des éruptions sur la moitié droite du corps ; ces éruptions occupent une partie de la main, s'étendent sur le bras, l'avant-bras, et l'épaule ; au tronc, elles forment plusieurs demi-ceintures dont la disposition est tout à fait comparable au zona. Les éléments éruptifs paraissent siéger pour la plupart dans les follicules pilo-sébacés ; ce sont des naevi papuleux ou verruqueux.

En 1894, MM. Hallopeau et Jeanselme signalent un cas de naevus lichénoïde en traînée sur le membre inférieur gauche depuis le talon jusqu'à la fesse, et M. Brault un cas de naevi verruqueux zoniforme sur la face dorsale des mains.

Avec M. Gastou, il s'agit de naevi vasculaires zoniformes, dont les placards et les traînées sillonnent les membres inférieurs, la verge, le voile du palais, la main gauche, et avec M. Etienne, de naevi pigmentaires verruqueux sur le côté droit de la face, le cuir chevelu, la partie supérieure du thorax.

Dans les *Annales* de 1900, M. Buri signale un cas de naevus verruqueux linéaire : le sujet est porteur d'un naevus qui se présente ainsi : sur une surface de la dimension d'une pièce de 5 francs en argent, occupant la joue droite, on voit de nombreuses excroissances cornées, rougeâtres, très fines, les unes isolées, les autres disposées en groupes ; de cette plaque partent plusieurs bandes d'excroissances semblables, se dirigeant vers la commissure buccale droite, la commissure palpébrale externe du même côté, sur le cou, dans l'angle formé par le maxillaire inférieur et le muscle sterno-cléido-mastoïdien et enfin vers le lobule de l'oreille droite

Dans les *Annales* de 1896, M. Doyon dit, à propos de nævi systématisés signalés par MM. Werner et Jadashonn : « La disposition des naevi systématisés suit, avec des déviations individuelles plus ou moins grandes, des systèmes déterminés de lignes, comme cela résulte déjà de ce qu'un grand nombre présente des analogies frappantes entre eux, non seulement dans la direction générale de la marche, mais encore dans la localisation spéciale. »

Comme on le voit, les observations de naevi en bandes ne manquent pas.

5° Il est encore d'autres affections de la peau qui réalisent cette disposition. MM. Hallopeau et Constensoux en ont signalé deux cas en 1898 à la Société de Dermatologie et de Syphiligraphie. Le premier de ces cas concerne un homme qui présente une éruption figurant par ses caractères anatomiquesle *psoriasis* le plus typique ; cette éruption était arrivée à prendre une bande étroite presque linéaire du tégument, allant du pli fessier à la malléole.

La deuxième observation concerne un cas *d'éruption lichénoïde* prurigineuse du côté droit ; la topographie était rigoureusement identique à la précédente, sauf que l'extrémité supérieure se prolongeait de quelques centimètres plus haut.

Dans les *Annales de Dermatologie et de syphiligraphie* de 1898, sont réunies dans une notice les observations de cinq cas d'affections de la peau ayant pour caractère commun d'occuper les membres inférieurs et d'être disposées sous forme de bandes parallèles à l'axe de ces membres. Dans un premier cas, il s'agit d'un homme de 32 ans, qui, à la suite d'une plaie de la région malléolaire interne, vit se développer sur une bande partant de la malléole, remontant au bord interne du mollet, puis se divisant en deux pour contourner en arrière la partie interne du genou, gagner la face latérale de la cuisse jusqu'à sa racine, et se répandre sur le pénis et le gland, vit se développer des lésions cutanées caractérisées à la cuisse par des pustules péripilaires, au niveau du mollet par des squames sèches, sur le pénis par des plaques humides. Dans l'observation suivante il s'agit de lésions *papillomateuses* développés à la suite de grattage de la fesse, dans la troisième d'*eczéma*,

Les deux dernières observations ont trait à des naevi papillaires en bandes et rentrent dans le cadre des naevi dont nous venons de parler précédemment.

Dans ces derniers temps de nouvelles observations de lichen plan en bandes ont été signalées.

Galloway en a apporté une à la « Dermatological society of London (1) »: il s'agit d'une éruption de papules miliaires planes reposant sur une base rouge et identiques au lichen plan ; il y avait un groupe sur la fesse gauche, et une bande d'un quart de pouce de large, limitée et rectiligne, le long de la face interne de la cuisse et de la jambe jusqu'au pied.

A la séance du 2 mai dernier de la Société de Dermatologie et de Syphiligraphie, MM. Hallopeau et Villaret en ont apporté deux nouvelles observations : dans la première, une bande d'éléments lichénoïdes, large d'un centimètre, partait du tiers interne du pli fessier, se dirigeait obliquement en bas et en dedans pendant dix centimètres environ, puis se coudait à angle obtus pour gagner le creux poplité ; elle se prolongeait ensuite sur la ligne médiane du mollet jusqu'au niveau de son tiers inférieur.

Dans la deuxième observation, l'éruption partait de l'extrémité antérieure des deux orteils droits, gagnait le dos du pied, les chevilles et la face postérieure du mollet.

Comme on le voit d'après tous ces exemples, la disposition en bandes, en séries linéaires, est fréquente dans les dermatoses.

(1) Séance du 9 mai 1900.

CHAPITRE II

De la tendance de la syphilis à s'ordonner.

Jusqu'à ces derniers temps, les descriptions ayant trait aux éruptions dans la syphilis ne mentionnaient pas des dispositions ordonnées ; dans ces dernières années des faits de ce genre ont été signalés ; ils sont du reste postérieurs à ceux qui ont été signalés pour les dermatoses. Nous allons voir que pas mal de lésions syphilitiques, au lieu d'être sans ordre, sont assujetties à certaines lois, présentent dans leur arrangement réciproque une certaine systématisation.

I. De la symétrie de certaines lésions syphilitiques

Et d'abord pas mal de lésions syphilitiques sont symétriques c'est-à-dire occupent des deux côtés du corps une place correspondante ; ce caractère se rencontre surtout dans les lésions des stades avancés de la syphilis.

Sans vouloir insister outre mesure sur ce point, on

peut dire que la *roséole commune* est symétrique d'une moitié du corps à l'autre et s'assujettit ainsi déjà à une certaine discipline éruptive.

Parmi les lésions secondaires qui présentent encore ce caractère, on peut citer les *syphilides papulo-érosives de la vulve*. Sans être aussi catégorique que la plupart des auteurs, qui affirment que « toute papule vulvaire a généralement son vis-à-vis », on peut dire que, dans un certain nombre de cas, lorsqu'il existe sur un côté de la vulve une papule muqueuse, il s'en développe une semblable de l'autre côté, dans le point symétrique.

Une lésion qui présente nettement ce caractère, c'est la syphilide papuleuse qui se localise à la face palmaire de la main ou des doigts, et à la face plantaire du pied, et qu'on a nommée *syphilide palmaire et plantaire*. Fréquemment, quand on l'observe sur une main ou sur un pied, on la rencontre également sur l'autre main ou sur l'autre pied, avec la même localisation et la même organisation.

L'iritis secondaire syphilitique a aussi une tendance indéniable à la bilatéralité : les deux yeux sont intéressés, et dans des points symétriques.

Mais c'est surtout dans la syphilis tertiaire qu'on rencontre cette disposition. M. le professeur Fournier (1) dit, dans son « Traité de la syphilis » : « il n'est pas rare que des *gommes* multiples par dissémination soient situées d'une façon tout à fait symé-

(1) Fournier. — *Traité de la syphilis*, t. II, p. 87.

trique ». Et M. Jullien (1) insiste sur ce point dans son « Traité des maladies vénériennes ». « Une particularité , dit-il , qu'il est commun de constater, c'est la symétrie des gommes. Etant chef de clinique adjoint à la Pitié, j'eus l'occasion d'en observer un exemple frappant chez une femme d'une cinquantaine d'années, syphilitique sans le savoir. A quelques jours de distance, les malléoles internes devinrent le siège de deux larges ulcérations tout à fait caractéristiques et remarquablement symétriques ; elle portait en outre une gomme non ouverte encore à la région olécrânienne gauche. Le traitement spécifique eut vite raison de tous ces accidents. De pareils cas ne sont pas rares. Mauriac a vu trois gommes sur la face interne de chaque bras chez un homme infecté depuis dix ans. Mentionnons deux cas analogues dans les thèses de Basset (gommes du bras) et de Dulong (gommes de la cuisse). »

Dans les *Annales de Dermatologie et de Syphiligraphie*, de nombreux cas de gommes symétriques sont signalés : on y parle de gommes de l'iris qui présente ce caractère.

M. Hallopeau en cite des exemples: d'abord celui d'un malade qui présente de larges cicatrices d'origine syphilitique sur chacun des moignons de l'épaule; puis celui d'un malade dont la syphilis remonte à plus de deux ans; chez celui-ci une tuméfaction douloureuse apparaît à la partie interne du coude gauche : elle atteint bientôt

(1) Jullien. — *Traité des maladies vénériennes*, 2e éd., p. 815.

le volume d'un œuf ; deux mois après une tuméfaction semblable se produit à la partie interne du coude droit, dans une région exactement symétrique ; sous l'influence de l'iodure, elles disparaissent au bout d'un mois ; quatre mois après, une tuméfaction semblable se manifeste de nouveau à la partie interne du coude gauche au niveau de l'épitrochlée ; une semblable se produit au niveau de l'épitrochlée droit. De chaque côté il s'agit de tumeurs gommeuses ulcérées.

M. Jullien signale aussi, dans les *Annales*, le cas d'un malade dont les deux avant-bras présentent des gommes sur le milieu de leur face dorsale et en des points symétriques.

On y parle aussi d'ulcérations syphilitiques bilatérales des conjonctives palpébrales chez un syphilitique au septième mois ; en renversant les paupières supérieures, on trouve de chaque côté une ulcération de 7 à 10 millimètres sur 12 à 16 millimètres, occupant de chaque côté la moitié externe de la face conjonctivale de la paupière ; cette ulcération est profonde, elle atteint les cartilages tarses (Veasey).

Enfin l'*érythème circiné tertiaire* n'échappe pas non plus à cette disposition ; dans les cas où les éléments de l'érythème sont en assez grand nombre, ces éléments se disposent d'une façon symétrique, par exemple sur les bras et les avant-bras.

II. Des syphilides tertiaires, et en particulier des syphilides zoniformes.

Considérons maintenant en particulier les manifestations tégumentaires de la syphilis tertiaire, et examinons si ces syphilides n'acquièrent pas dans leur disposition une certaine méthode, une certaine discipline,ne présentent pas certaines configurations, certains groupements spéciaux.

Les syphilides tertiaires sont des syphilides disciplinées comme groupement éruptif, et cela à deux points de vue :

1° Elles sont assujetties au groupement, c'est-à-dire que leurs éléments éruptifs, au lieu de s'éparpiller à longue distance les uns des autres, se rassemblent sur une région donnée ;

2° Elles sont assujetties dans ce groupement à certains dispositifs méthodiques, spéciaux, voulus. Elles peuvent se grouper en « bouquet », forme dans laquelle un certain nombre d'éléments sont rapprochés les uns près des autres comme des fleurs dans un bouquet ; en « collier de perles », forme dans laquelle les éléments se disposent régulièrement en file circulaire, enclavant une surface de peau saine ; en « bande annulaire » ; en « croissant » ; pour figurer un segment de cercle, une demi-lune ; en « arceaux conjugués », forme dans laquelle les syphilides se groupent en arcs-de-cercle tangents bout à bout en formes d'arcades ; en « zones courbes centrifuges », forme dans laquelle une germination successive de tubercules se produit sur une série de lignes courbes excentriqués.

Nous dirons ici quelques mots de cette éruption que M. le professeur Fournier a nommée *érythème cir-*

ciné tertiaire, et dont un de ses élèves, M. Brauman (1), a fait le sujet de sa thèse (1891). C'est une éruption qui apparaît à la période tertiaire de la syphilis et qui, par son caractère superficiel et simplement érythémateux, se rapproche des roséoles de la période secondaire ; elle est constituée par des taches rosées sans saillie.

Le caractère propre des éléments de cette éruption, c'est leur groupement discipliné et méthodique ; presque toujours ils reproduisent tel ou tel type de la modalité circinée : groupement en cercles, en anneaux, en ovales, en ellipses, en festons arciformes conjugués.

Nous voyons donc, pour les manifestations tégumentaires de la période tertiaire, une tendance très nette à s'ordonner.

Dans ces dernières années on a signalé des syphilides tertiaires ou tout au moins secondo-tertiaires se groupant sur le territoire de certains nerfs et simulant la disposition du zona. Ce n'est d'ailleurs qu'une apparence zoniforme, car la lésion élémentaire de ces syphilides n'est pas une vésicule, comme dans l'herpès zoster, mais une papule squameuse ou un tubercule.

Nous allons donc parler ici de ces variétés de syphilides qu'on a appelées *zoniformes* et qui, à un examen superficiel, peuvent être confondues avec le zona essentiel ou avec les éruptions zostériformes symptomatiques d'affections du système nerveux.

(1) Brauman. — De l'érythème circiné tertiaire de la syphilis, *thèse*, Paris, 8 juillet 1891.

Déjà, en 1894, à la séance du 15 novembre de la Société de Dermatologie et de Syphiligraphie, M. Jullien avait signalé une observation intéressante; il s'agissait d'une jeune fille de 20 ans, qui était entrée le 24 août de la même année dans son service de Saint-Lazare.

Cette jeune fille était atteinte d'une syphilis particulièrement grave : éruption sur la peau de papules très confluentes, accidents muqueux très nombreux sur la vulve et à la bouche, condylomes des gencives et de la langue, iritis, maigreur extrême. La malade était alcoolique; son mal avait débuté en juin.

Dans les jours qui avaient précédé son entrée, cette femme avait été prise de douleurs très violentes dans la partie gauche de la poitrine. A peine rentrée à Saint-Lazare, paraît une éruption non vésiculeuse qui sillonne la région douloureuse à la façon d'un zona; le bras étant relevé, la tête appuyant par la nuque sur la paume de la main, l'éruption suit une ligne en S depuis l'épitrochlée pour traverser le creux de l'aisselle et s'infléchir sur le thorax en dedans de la ligne médiane. D'après M. Jullien l'élevure constitutive de l'éruption ne pouvait passer pour une vésicule même desséchée, c'était une papule de très petite dimension, à peine saillante et d'un ton rose à peine cuivré.

Et M. Jullien conclait : « éruption zostériforme, liée à une névrite du rameau perforant de la deuxième paire thoracique, et ce sous l'influence du virus syphilitique, qu'il s'agisse de ses toxines ou de ses introuvables microbes. »

Une discussion s'engagea sur cette observation à la Société de Dermatologie et de Syphiligrapie : M. Du Castel y rappelait l'histoire d'un malade qui, après une syphilide pigmentaire du cou, eut un zona sus-scapulaire, puis une syphilide papuleuse intéressant les espaces intercostaux supérieurs, et se demandait si l'on ne pouvait croire à l'intervention du système nerveux dans cette localisation particulière; M. Besnier et M. Fournier concluaient à un zona fruste chez un sujet syphilitique, et M. Jullien terminait en disant : « Je ne considère nullement cette éruption comme syphilitique, mais comme déterminée par l'action du virus syphilitique sur le système nerveux, lequel réagit à sa façon. »

Dans les Annales de Dermatologie et de Syphiligraphie de 1895 est une observation de Trapeznikoff sur un cas de zona facial au cours d'une roséole ; il s'agit d'un syphilitique, âgé de 22 ans, chez lequel une douleur violente à la tempe gauche et à la partie correspondante du front fut suivie bientôt d'une éruption zostérienne caractéristique sur la moitié gauche du nez, de la langue, de l'oreille et de la paupière gauches. Au bout de six jours de traitement spécifique, se montra une amélioration très notable, mais le malade l'ayant cessé, tous les symptômes revinrent ; la reprise de la médication mixte amena enfin la guérison définitive du zona. L'auteur concluait que le zona avait pris naissance sous l'influence du virus syphilitique, ce virus ne faisant probablement que préparer le terrain et le rendre favorable au développement des microbes.

Le 12 août 1897, parut dans la *Presse médicale,* un article de MM. Gaucher et Barbe, intitulé « des syphilides zoniformes ». Ces auteurs y publiaient les observations de six cas de syphilides zoniformes observées dans le cours des trois années précédentes à la clinique dermatologique de l'hôpital Saint-Antoine, dont l'un leur avait été adressé par M. le professeur Brissaud.

Dans une première observation, qui avait déjà été communiquée à la Société de dermatologie le 10 mars 1894, il s'agissait d'une malade qui présentait une éruption commençant en arrière à gauche au niveau de la partie inférieure de la région dorsale de la colonne vertébrale pour contourner ensuite le thorax, passer au-dessous du sein gauche et se terminer en avant juste sur la ligne médiane. Il n'y avait pas trace de vésicules ; on avait affaire à une syphilide papulo-squameuse, à papules peu saillantes, d'une teinte légèrement cuivrée. Cette lésion avait débuté cinq ans auparavant, à la suite d'un point de côté. Sur la partie latérale droite de l'abdomen existait aussi, au-dessus de l'épine iliaque antéro-supérieure, un groupe de papules squameuses identiques aux précédentes, et, en arrière de ce groupe papuleux, une pigmentation très accusée contournait le thorax, à la façon d'une ceinture de 6 à 7 centimètres de hauteur. Il s'agissait donc de deux éruptions syphilitiques bien limitées, affectant la disposition du zona.

Dans une deuxième observation, le malade, syphilitique, présentait depuis deux mois, au-dessous de l'omoplate gauche, un placard de tubercules plats syphilitiques bien distincts et situé à peu près dans la direction des côtes ; en arrière de l'épaule droite, existait un placard semblable ; le traitement mixte amena rapidement une grande amélioration.

La troisième observation concernait une femme qui présentait depuis six mois, sur la région lombaire droite, une syphilide tuberculo-squameuse zoniforme, se dirigeant en avant pour contourner la crête iliaque.

Dans la quatrième, on voyait une femme présenter depuis trois mois, au niveau de l'angle inférieur de l'omoplate droite, un groupe de tubercules syphilitiques aplatis, situé à peu près dans la direction des côtes, depuis la ligne des apophyses épineuses jusqu'au-dessous de la région axillaire, et sur la fesse droite un autre placard de tubercules.

La cinquième observation, due à M. Brissaud, parlait de syphilides tuberculeuses sur la région dorso-intercostale gauche, depuis la colonne vertébrale jusqu'à la ligne axillaire ; elles atteignaient en haut la ligne acromiale et suivaient en bas le trajet oblique de la septième et de la huitième côte.

La sixième observation enfin concernait un malade présentant sur le tronc de chaque côté une demi-ceinture de syphilides psoriasiformes, mais placées à des hauteurs différentes.

En résumé, dans toutes ces observations, il s'agissait bien de syphilides zoniformes et non de zona ou d'éruption zostériforme survenus chez des syphilitiques ; dans deux cas l'éruption siégeait des deux côtés ; l'éruption durait depuis 2 mois, 3 mois, 6 mois et même 5 ans, ce qui ne se voit pas pour un zona ; au contraire du zona, dans un seul cas elle était douloureuse, dans un autre le malade avait ressenti pendant quelque temps une névralgie intercostale violente, mais 4 ans et demi après le début de l'éruption.

Quelques mois après, le 15 décembre 1897, dans la même *Presse médicale*, MM. Spillmann et Etienne publiaient deux nouveaux cas de syphilides zoniformes.

Dans un premier cas, il s'agissait d'une jeune fille de 20 ans, présentant sur le flanc droit deux placards de nævus pigmenté situés sur le trajet du huitième nerf intercostal ; sur ce placard s'était développé un semis de lésions papulo-squameuses, exclusivement situées sur les surfaces pigmentées.

Il ne s'agissait évidemment pas d'un zona, puisqu'en aucun point et en aucun moment il n'y avait eu de vésicule et puisque les douleurs névralgiques si intenses et si constantes dans le zona manquaient. MM. Spillmann et Etienne admettaient, comme conclusion, qu'il s'agissait d'une éruption de syphilides papulo-squameuses électivement développées sur les macules d'un naevus plan pigmentaire, et qu'elle s'était développée à ce niveau parce qu'elle avait trouvé là un *locus minoris resistentiæ* dû à une altération congénitale intra-utérine, névritique ou médullaire.

Dans le deuxième cas, un zona des septième et huitième espaces intercostaux gauches avait marqué la région dans laquelle apparut bientôt après une éruption de larges papules syphilitiques. Les auteurs concluaient qu'ici la lésion nerveuse cause du zona n'était probablement pas restée étrangère à la lésion zoniforme spécifique, à moins, disaient-ils, que l'altération cutanée déterminée par l'herpès zoster n'ait créé le point d'appel des syphilides.

M. Constensoux signale dans sa thèse sur la « Métamérie du système nerveux et les localisations métamériques » une observation personnelle : il s'agit d'une malade syphilitique depuis deux ans ; elle présente à la partie inférieure droite de la poitrine, au-dessus du sein, une éruption de papules cuivrées ; cette éruption est unilatérale et forme une bande à peu près transversale étendue au-dessus du mamelon et venant s'épanouir dans l'aisselle jusqu'au bord externe du grand dorsal.

Au Congrès de Paris de 1900, M. Barbe a présenté un nouveau cas de syphilides zoniformes ; il s'agissait d'un hérédo-syphilitique âgé de 26 mois ; sur la région latérale droite du thorax existait un placard pigmenté à contour irrégulier, survenu sans cause appréciable ; cette tache s'arrêtait en avant à 1 centimètre en dehors de la ligne des apophyses épineuses ; elle s'étendait en haut jusqu'au-dessous du mamelon droit et en bas jusqu'au rebord costal droit ; au centre de cette tache existaient des cicatrices consécutives à une éruption probablement spécifique.

M. Barbe ajoutait qu'il avait aussi observé deux autres cas de syphilide zoniforme sans pigmentation.

Nous pouvons joindre à cette liste l'observation que M. Fournier a présentée à la séance de la Société de Dermatologie et de Syphiligraphie du 2 mai dernier d'une dermatose en ruban développée sur une femme syphilitique. Il s'agissait d'une éruption papulo-squameuse en ruban large de un demi à un centimètre, et allant du deltoïde à la phalangette de l'auriculaire ; elle partait de la partie supérieure du bras droit, où elle commençait au niveau du bord externe, elle descendait vers le coude en passant au niveau de la gouttière épitrochléo-olécrânienne, suivait le bord cubital de l'avant-bras, passait au niveau de l'apophyse styloïde du cubitus, suivait le bord cubital de la main et du petit doigt. Elle commençait par une série d'éléments formant quatre ou cinq groupes entre la partie moyenne du bras et le coude ; elle affectait ensuite la forme d'un ruban jusqu'à l'apophyse styloïde du cubitus ; le ruban s'élargissait à ce niveau et se séparait ensuite en deux petits rubans, dont l'un suivait exactement le bord externe de la main et l'autre se dirigeait parallèlement à ce bord, mais sur la face dorsale de la main ; à partir de la première phalange, l'éruption reprenait la forme d'un ruban unique qui allait jusqu'à l'extrémité du doigt.

Nous voyons, par ce qui précède, que, dans ces dernières années, l'attention a été appelée sur certaines formes de syphilides très particulières, circonscrites, localisées à certaines zones et distribuées en bandes sur ces zones, disciplinées par conséquent et disposées d'une façon systématique.

CHAPITRE III

Disposition spéciale de la roséole de retour. — Ordination suivant les espaces intercostaux. — Roséole abcies.

Dans le chapitre précédent nous avons vu les diverses dispositions que peuvent affecter les éruptions des stades avancés de la syphilis : forme circinée, forme de zona. Nous allons décrire ici une disposition qu'affectent parfois les roséoles de retour, c'est-à-dire des éruptions plus précoces quant à leur apparition. Elles présentent, dans certains cas, très rarement il est vrai, un caractère qui n'est pas décrit dans les livres classiques et qui paraît leur appartenir en propre : la disposition en bande suivant les côtes et les espaces intercostaux, dispositif qui du reste ne rencontre qu'au dos et ne se montre ni sur la face antérieure du thorax et de l'abdomen, ni en aucune autre partie du corps.

C'est M. De Beurmann, médecin de l'Hôpital Broca, et M. Delherm, interne des Hôpitaux, qui ont signalé cette forme de roséoles de retour dans le *Journal des Praticiens* du 13 avril dernier.

Il ne nous paraît pas inutile de rappeler ici la disposition habituelle des éruptions de la période secondaire.

Les syphilides du début de la période secondaire sont composées par une multitude d'éléments éruptifs qui se répandent sur toutes les régions du corps et qui criblent la peau à la façon d'une rougeole ou d'une variole ; quant à la distribution de leurs éléments, ce sont des dermatoses anarchiques ; ces éléments sont disséminés au hasard sur la surface de la peau sans coordination réciproque.

La *roséole* commune, qui est une éruption de taches rosées sans saillie et qui est la plus précoce de toutes les éruptions, celle par laquelle débute la période secondaire, est profuse, disséminée, à petites taches très nombreuses, sans forme précise, semées au hasard et ne présentant aucun ordre dans leur disposition réciproque.

Mais la roséole est sujette à des récidives et même à des récidives multiples, qui peuvent apparaître dès le sixième mois de la maladie, vers la fin de la première année, pendant la deuxième ou la troisième année et plus tard ; ces roséoles à récidives, ces *roséoles de retour*, comme on les appelle, sont plus discrètes, et elles présentent souvent dans le groupement de leurs éléments éruptifs une disposition sur laquelle il est intéressant d'insister. Ces éléments se distribuent les uns par rapport aux autres, de façon à figurer soit une circonférence ou un anneau ou un ovale, soit plus souvent une circonférence incomplète, un arc-de-cercle en forme de C, de croissant, de demi-lune, soit encore des arcs de cercle tangents bout à bout en forme d'arcades (forme dite en « arceaux conjugués »). Cette tendance à la forme cerclée on à un dérivé de cette forme a valu à ce genre de roséole le nom de *roséole circinée*.

Nous trouvons la même tendance à certaines dispositions particulières pour d'autres variétés de syphilides secondaires, pour la *syphilide papuleuse* par exemple. Et nous pouvons ainsi constater que, à mesure que la syphilis vieillit, ses manifestations tégumentaires acquièrent une certaine discipline, adoptent certaines configurations, certains groupements spéciaux.

La variété de roséole que nous allons décrire ne ressemble en rien à la roséole circinée, si ce n'est par ce fait que l'une et l'autre soumettent leurs éléments à une certaine méthode.

L'étude de ces roséoles ordonnées suivant les espaces intercostaux a été faite à l'Hôpital Lourcine-Broca par MM. De Beurmann et Delherm ; elle est le fruit d'une observation d'une année ; ayant appris par expérience que la roséole ordonnée est extrêmement fugace, ces auteurs ont systématiquement examiné toutes les syphilitiques entrées dans leurs salles au moins deux fois par semaine. Ils ont examiné et noté toutes les roséoles, aussi bien celles qui suivent immédiatement le chancre que celles qui se produisent tardivement, c'est-à-dire les roséoles de retour. Sur les 1089 malades qui ont fait l'objet de leur étude, ils n'ont pu relever que huit cas vraiment typiques ; nous pouvons dire d'ores et déjà que c'est parmi les roséoles de retour qu'ils ont rencontré cette disposition spéciale suivant les espaces intercostaux.

Etiologie et anatomie pathologique.

Etiologie. — La roséole ordonnée n'est pas une manifestation jeune de la syphilis. Elle ne se manifeste pas au moment de la roséole primaire ; elle est beaucoup plus tardive ; on peut la constater à partir du quatrième ou du cinquième mois de l'infection. Elle est contemporaine des roséoles de retour ou fausses roséoles : elle en est une variété.

Si l'on considère les observations, on voit qu'une fois elle s'est produite à 3 mois, une fois à 4 mois, une fois à 5 mois, deux fois à 6 mois, une fois à 7 mois 1/2 après le début des accidents, tandis qu'il résulte de l'expérience commune que la roséole primitive fait le plus souvent son apparition vers le quarante-cinquième jour après l'accident initial.

Comme on peut le voir dans les observations, la roséole ordonnée ne paraît se produire qu'au cours d'une poussée roséolique très intense ; les malades qui présentaient cette disposition avaient des roséoles généralisées au thorax, à l'abdomen, à la racine des cuisses et même à la figure, ce qui leur donnait un aspect tigré.

Surviendrait-elle peut-être de préférence dans les syphilis compliquées ? toujours est-il qu'une femme était enceinte, une autre avait de l'anémie, une autre de l'asthénie musculaire, digestive et circulatoire très marquée ; une autre présentait de la miliaire syphilitique.

Chez les femmes pour lesquelles on a observé cette forme de roséole, l'accident primitif paraissait avoir toujours été génital.

Anatomie pathologique. — L'anatomie pathologique spéciale de ces roséoles n'a pas été faite. On peut supposer qu'il y a des altérations de l'endothélium et du périthélium vasculaires, avec infiltration d'éléments cellulaires dans le derme, dans les papilles, autour des glandes et des follicules pileux ; en somme altération surtout vasculaire.

Symptomatologie

1° *Description de la lésion.* — Les roséoles ordonnées suivant les espaces intercostaux sont constituées par un nombre toujours assez considérable d'éléments, quoique ce nombre soit assez variable ; chaque élément est nettement séparé de son voisin.

Les éléments qui constituent l'éruption sont en général et même d'une façon très nette surélevés ; ils sont papuleux ; ce sont de petites élevures lisses, bien délimitées, offrant à la palpation une petite masse aplatie, discoïde, plus ou moins ferme, rénitente même.

Les éléments sont en général plus larges que ceux

de la roséole primitive ; ils ont les caractères de ceux des roséoles de retour. L'étendue est variable ; les éléments peuvent avoir simplement la surface d'une petite lentille ; ils peuvent atteindre la dimension d'une pièce de 50 centimes.

Leur configuration présente le même caractère de variabilité : leur contour est souvent irrégulier ; ils sont tantôt incorrectement arrondis, tantôt ovalaires, ou elliptiques, ou allongés.

La couleur est d'un rose plus foncé, plus sombre que dans la roséole primitive, d'un rose rougeâtre ou d'un rouge sombre, d'un rouge jambon.

Comme dans toutes les éruptions syphilitiques, il il n'y a pas de symptôme subjectif ; cette roséole est absolument indolente ; les malades ignorent souvent leur éruption, celle-ci ne causant aucune douleur, aucune cuisson, aucune démangeaison.

Mais ce qui donne à la roséole dont nous parlons ici son caractère, c'est la distribution de ses éléments (1).

Les taches roséoliques, au lieu d'être disséminées au hasard sur la surface de la peau, sans coordination réciproque ni discipline éruptive comme dans la roséole commune, ont ici une orientation très nette dans le sens des espaces intercostaux.

(1) Nous aurions voulu mettre une photographie qui avait été prise et qui était très nette, celle de la malade que concerne l'obs. I ; mais cette photographie a été perdue ; aussi avons-nous été obligé de nous contenter de figures très schématiques.

Elles sont disposées les unes à côté des autres suivant des lignes courbes dont on suit facilement la disposition sur la région dorsale; elles semblent former des cercles incomplets, parallèles les uns aux autres et séparés par des espaces de peau saine.

Cette disposition est bilatérale; les lignes forment de chaque côté de la colonne vertébrale deux séries symétriques, dont l'aspect est très net tantôt à la région dorsale, tantôt à la région lombaire.

L'arc de cercle (fig.1) constitué par les taches prend naissance au niveau de la colonne vertébrale, s'en

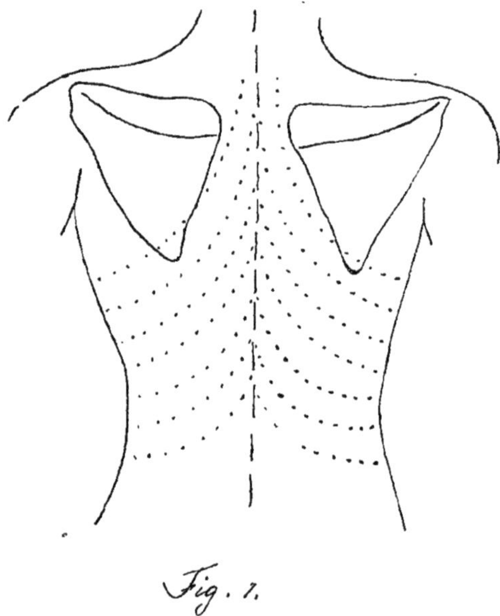

Fig. 1.

écarte ensuite en formant avec elle un angle très aigu ouvert en bas, puis se dirige vers la ligne axillaire postérieure en suivant la direction de l'espace intercostal sans que toutefois le trajet de la ligne roséolique coïncide d'une façon absolue avec lui.

L'extrémité antérieure et inférieure de la ligne se perd au moment où elle atteint le flanc, les éléments n'ayant plus en ce point de disposition ordonnée.

Chaque ligne est séparée de la supérieure et de l'inférieure par une bande de peau saine très nette quoique variable. Comme on peut le voir dans l'observation VI, si on commande au malade de porter simultanément les épaules en arrière, la peau, reposant sur une notable couche de graisse, dessine une série de plis disposés en cercles concentriques; la grosse majorité des éléments est située au sommet des bourrelets ainsi formés; il y en a au contraire très peu dans les sillons.

L'éruption, telle que nous venons de la décrire, occupe toujours le dos; on ne pourrait mieux la comparer, comme le disent MM. de Beurmann et Delherm, qu'à un arbre, le « sapinabies », dont le tronc serait figuré par la colonne vertébrale et la saillie des apophyses épineuses, et dont les branches qui s'inclinent vers le sol seraient représentées par les lignes roséoliques.

Il existe parfois un petit point spécial (fig. 2) : c'est que les premières lignes, celles qui se détachent des deux ou trois premières vertèbres dorsales, forment des arcs de cercle à rayon beaucoup plus court que

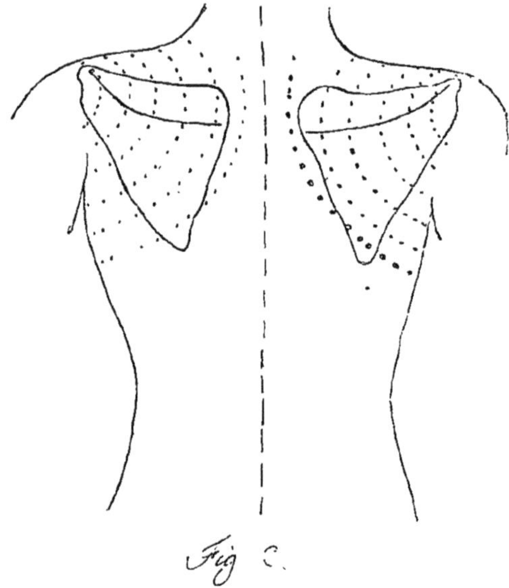

Fig 2.

les autres et paraissant avoir pour centre l'articulation scapulo-humérale.

L'ordination si spéciale de ces roséoles s'arrête à peu près à une ligne oblique partie de la paroi antérieure de l'aisselle et allant se terminer à l'épine iliaque antérieure et supérieure.

Cette disposition suivant la partie postérieure des espaces intercostaux est très accusée dans tout le dos, surtout dans la région lombaire; elle ne se retrouve pas sur la paroi thoracique antérieure ni à l'abdomen ni en aucun autre point du corps. Ajoutons qu'elle est rendue plus visible par l'interposition d'un verre bleu.

On a dit que souvent les roséoles de retour étaient limitées, que leur territoire éruptif était moins étendu que celui des roséoles primitives : il n'en était rien dans tous les cas qui font l'objet de cette étude. On était toujours en présence d'une efflorescence roséolique fort belle. L'éruption s'étendait à la face antérieure du thorax et de l'abdomen, à la racine des membres, le maximum était au dos et aux lombes.

Au point de vue de la disposition en lignes embrassant le thorax, nous pouvons rapprocher cette roséole des dermatoses que nous avons étudiées au début de ce travail; mais, dans ces dermatoses, les séries linéaires occupent rarement une aussi grande surface qu'ici. En général l'éruption plus discrète occupe une bande très étroite.

La roséole que nous décrivons peut aussi être rapprochée des syphilides zoniformes de MM. Gaucher et Barbe. Mais notre roséole n'en a que la disposition ; elle est plus précoce ; on sait que, chez la plupart des malades qui ont présenté des syphilides zoniformes, il s'agissait de syphilides papulo-squameuses, tuberculeuses, etc., etc., c'est-à-dire de lésions plus avancées que celles des roséoles ordonnées, par conséquent plus profondes et moins fugaces.

Ces diverses éruptions qui se rapprochent de nos roséoles ordonnées par leur disposition zoniforme, occupent seulement quelques espaces intercostaux, tandis qu'ici la plus grande partie du thorax est couverte d'éléments éruptifs ; elles sont unilatérales, tandis que nos roséoles sont bilatérales et symétriques ; enfin elles sont de longues durée ou permanentes.

Ce dispositif spécial de roséole est intéressant; il montre, en effet, que déjà à une période assez précoce de la syphilis, celle-ci tend à s'ordonner.

2° *Des accidents qui accompagnent ces réséoles.* — Etudions maintenant l'état général et les divers accidents qui accompagnent l'apparition des roséoles ordonnées.

Nous pouvons constater qu'en général l'état du sujet ne paraît guère affecté. Nous ne trouvons qu'une fois (chez le sujet de la deuxième observation) l'anémie, avec ses symptômes (décoloration de la peau et des muqueuses, alanguissement général, amaigrissement, palpitations, etc). Nous ne trouvons qu'une fois (chez le sujet de la quatrième observation) de l'asthénie ; c'était une asthénie musculaire, digestive et circulatoire, et dans ce cas elle était très marquée.

L'infection générale se traduit aussi par des altérations des organes lymphoïdes : on trouve d'abord des adénopathies disséminées, généralisées même parfois. Ce sont les ganglions cervicaux et les ganglions épitrochléens qui sont le plus souvent atteints. Parmi les ganglions cervicaux, les plus fréquemment intéressés sont les ganglions sous-occipitaux, à la partie postéro-inférieure du crâne, les ganglions mastoïdiens, moins souvent les ganglions sus-hyoïdiens et les sous-maxillaires. Les adénopathies des aines, des aisselles, des creux poplités sont moins fréquentes.

Ces adénopathies ont pour caractère d'être constituées par des ganglions nombreux, petits, durs, mobiles et indolents.

Parmi les altérations des organes lymphoïdes, nous trouvons aussi l'hypertrophie des amygdales et celle de la rate On sait que la splénomégalie constitue surtout une manifestation secondaire et même une manifestation précoce de la période secondaire. Elle existe chez plusieurs des malades qui ont présenté des roséoles ordonnées; nous la constatons dans l'observation II, dans l'observation IV, où, à la percussion, la matité verticale mesure 8 centimètres, dans l'observation V, où elle mesure 6 centimètres.

Chez toutes les malades qui ont présenté des roséoles ordonnées existaient des plaques muqueuses. On sait que les syphilides muqueuses sont des lésions essentiellement secondaires, et par leur époque d'apparition et par leur caractère de superficialité. On trouvait chez nos malades tous les types de syphilides muqueuses : érosives, papulo-érosives, papulo-hypertrophiques, ulcéreuses. Elles siégeaient un peu partout, mais surtout aux organes génitaux et à la cavité bucco-pharyngienne. Pour les organes génitaux, la vulve était presque toujours atteinte, le vagin quelquefois ; l'anus était souvent intéressé. Pour la cavité bucco-pharyngienne, c'étaient les amygdales qui étaient le plus souvent affectées ; on rencontrait moins fréquemment des plaques muqueuses à la luette, aux piliers du voile du palais, à la face interne des joues.

Se rattachant aux syphilides muqueuses de la vulve et pouvant en être considéré comme une complication, existait chez une malade du sclérème de la grande lèvre droite ; cette lésion consiste en une tuméfaction avec rénitence singulière des parties, comme parcheminée, et que M. Fournier a appelée « induration scléreuse. »

Chez plusieurs des malades qui font l'objet de cette étude, existait cette pigmentation particulière et persistante de la peau, qu'on a appelée « syphilide pigmentaire ». On sait que la syphilide pigmentaire est une manifestation fréquente de la période secondaire ; elle siégeait ici au cou, ce qui est d'ailleurs son endroit de prédilection.

Nous n'avons trouvé qu'une fois (chez le sujet de l'observation IV) de la syphilide papuleuse miliaire, cette variété de syphilide s'observe surtout chez les sujets faibles, anémiés ou même cachectiques et se montre souvent très rebelle au traitement.

Comme on le voit, la plupart des symptômes qui composent le tableau de la période secondaire existaient chez les malades atteints de roséoles ordonnées.

Evolution.

On sait que les roséoles de retour ont pour caractère d'être résolutives au bout de quelques jours ;

généralement, elles durent en moyenne une semaine ou deux environ. Les roséoles que nous décrivons ici se distinguent par leur rapidité d'évolution, qui est très certainement un grand obstacle pour leur recherche ; chez tous les malades, la disposition suivant les espaces intercostaux a été tout à fait transitoire et a duré seulement de quatre à cinq jours, avec maximum d'intensité éruptive pendant 24 à 48 heures. L'ordination des éléments qu'on avait vue très nettement la veille et qu'on avait pu photographier, s'atténuait le lendemain et disparaissait un jour après.

Par deux fois, alors qu'on avait voulu faire photographier deux malades par un externe du service, M. Guyot, et qu'on avait été obligé, pour une raison quelconque, de remettre l'opération au lendemain, il avait été impossible de prendre un cliché 24 heures plus tard; l'ordination de la roséole s'était presque complètement effacée. Cette rapidité d'évolution est probablement une des raisons pour lesquelles la disposition des éléments suivant les espaces intercostaux a jusqu'à présent échappé à la description.

Pronostic.

Le pronostic des roséoles ordonnées ne paraît pas défavorable en général ; c'est le pronostic habituel des manifestations de la période secondaire, à savoir qu'elle est plutôt vexatoire que grave ; elle afflige les malades de symptômes multiples, visibles, pénibles; mais elle ne fait guère que cela ; elle ne comporte pas, surtout avec l'aide du traitement, de pronostic véritablement grave, et en somme elle n'expose les malades qu'à un nombre restreint de manifestations plus ou moins importantes.

Dans les observations que nous avons, la syphilis ne paraissait en aucun cas revêtir l'aspect d'une syphilis maligne. Jamais l'on n'a pu constater chez les malades en question l'apparition d'accidents d'une certaine gravité, malgré le développement de certains symptômes comme les adénopathies multiples, comme chez un ou deux sujets l'asthénie musculaire, digestive et circulatoire, comme la miliaire syphilitique, comme dans certains cas l'augmentation très notable de volume de la rate; on sait que dans ces dernières années l'attention a été appelée sur l'hypertrophie de la rate et qu'on s'est demandé si elle ne se rattachait pas surtout aux syphilis de forme anémique et cachexiante ; MM. de Beurmann et Delherm ont précisément soutenu, au dernier congrès, à l'appui de nombreuses observations, que la splénomégalie était pour eux l'indice d'une syphilis en activité et parfois d'une activité menaçante. Mais, malgré tout, les roséoles ordonnées ne paraissent pas revêtir un pronostic fâcheux.

Diagnostic.

Il ne faut pas confondre la roséole que nous décrivons ici avec la roséole commune.

D'abord, au point de vue de l'échéance d'apparition, la roséole commune inaugure la période secondaire et se montre en général vers le quarante-cinquième jour après l'accident primitif ; tandis que, dans nos observations, la roséole ordonnée n'a guère apparu avant le quatrième mois de l'infection et avait été précédée d'autres poussées.

La roséole commune est constituée par des taches sans saillie, tandis que la roséole ordonnée est constituée en général par des éléments nettement surélevés, papuleux, offrant à la palpation une petite masse aplatie, discoïde.

Les éléments de la roséole commune varient de la surface d'une petite lentille à celle d'une pièce de vingt centimes environ et ne dépassent guère cette dimension ; les éléments de nos roséoles étaient plus larges, avaient la dimension de ceux des roséoles de retour, c'est-à-dire l'étendue d'une pièce de cinquante centimes.

Leur couleur était d'un rose plus sombre que celle des éléments de la roséole normale.

Comme évolution, la roséole commune persiste souvent plusieurs semaines, un mois, deux mois et parfois même se montre très rebelle au traitement, tandis que nos roséoles se résolvaient au bout de quelques jours.

Mais ce qui les distingue surtout, c'est leur disposition ; les éléments de la roséole commune sont disséminés sur toutes les régions du corps, au hasard, sans coordination réciproque, sans discipline éruptive ; tandis que les éléments de nos roséoles présentaient sur le dos la disposition que nous avons décrite au chapitre de la symptomatologie, c'est-à-dire formaient de chaque côté de la colonne vertébrale des bandes symétriques suivant les espaces intercostaux.

Nous pouvons donc, d'après tous ces caractères distinctifs, classer les roséoles ordonnées parmi les roséoles de retour, dont elles constituent une variété intéressante.

Traitement

Le traitement ne nous paraît comporter aucune indication spéciale. On peut se contenter du traitement habituel par le protoiodure de mercure, administré en pilules de cinq centigrammes, au nombre d'une ou deux par jour, prises au moment des repas. Le protoiodure est bien toléré par l'estomac, mais cause quelquefois de la diarrhée.

On peut aussi donner le sublimé, soit sous forme de pilules d'un centigramme au nombre de deux par jour, soit sous forme de liqueur de Van Swieten, à la dose d'une ou deux cuillerées à bouche par jour, au moment des repas dans un peu de lait ; le sublimé est moins bien toléré par l'estomac que le protoiodure.

Dans tous les cas où des accidents graves sont menaçants, dans tous ceux où l'action du traitement ne paraîtra pas assez rapide, dans tous ceux surtout où les voies digestives devront être ménagées, on n'hésitera pas à avoir recours aux injections interstitielles, soit de préparations insolubles, soit de préparations solubles.

Parmi les injections de préparations insolubles, celle d'huile grise est la mieux tolérée ; on en injecte deux dixièmes de seringue une fois par semaine pendant deux mois environ.

Parmi les injections de préraration solubles, la plus employée dans ces dernières années, celle qui est la mieux tolérée, la moins douloureuse et qui paraît la plus active est celle d'huile biiodurée ; on en injecte par jour une demi-seringue à une seringue et demie

Ces injections devront être faites avec une antisepsie rigoureuse, dans la profondeur des tissus et de préférence à la région fessière.

CHAPITRE IV

Pathogénie.

Au terme de cette étude où nous avons vu d'abord des dermatoses et des syphilides en bandes, puis des roséoles en séries linéaires symétriques suivant les espaces intercostaux, il faut nous demander quelle cause préside à une disposition si systématique.

Dans ces dernières années le zona a été particulièrement étudié à ce point de vue. Tout le monde s'accorde à lui attribuer une origine nerveuse On l'avait longtemps considéré comme un trouble trophique provoqué par des altérations des nerfs périphériques sensitifs ; les cas de zona du tronc, entre autres, avaient en conséquence été rapportés à une altération des nerfs intercostaux. Mais, si cette dernière opinion était défendable pour ces derniers, au moins dans certains cas, elle ne suffisait pas pour expliquer les zonas de l'abdomen, de la face ou des membres, pour lesquels la distribution des vésicules ne correspond nullement au trajet des cordons périphériques.

On pensa alors aux racines postérieures ; cette

théorie était assez satisfaisante pour la région thoracique moyenne, où les nerfs intercostaux continuent presque exactement les racines et où les éruptions suivent à peu près les espaces intercostaux ; pour les autres parties du corps, on manquait d'arguments à opposer à cette théorie, puisque la distribution radiculaire était peu connue et qu'on ne pouvait par conséquent contrôler. Mais plusieurs auteurs firent remarquer que les points douloureux du zona ne rappelaient le plus souvent ni les points classiques de Valleix ni les névralgies radiculaires, et surtout que la topographie des vésicules zostériennes ne concordait pas toujours avec la distribution des racines.

C'est ainsi que, pour un zona de la base du thorax empiétant sur l'abdomen jusqu'au milieu de l'espace xypho-ombilical, le parallélisme de l'éruption et des trajets nerveux subsiste encore vers les parties postérieures, mais il n'existe plus en avant ; pour un cas de zona abdominal inférieur, non seulement le parallélisme n'existe plus du tout, mais la bande éruptive fait avec les rameaux nerveux tégumentaires un angle de 45°. Il faut donc admettre une localisation centrale autre que la lésion ganglionnaire ; on est amené à penser à une lésion limitée à un étage de la moelle, c'est-à-dire à un *métamère* spinal situé bien au-dessus de la racine postérieure et du ganglion ; c'est ce qu'a fait M. le professeur Brissaud.

M. Brissaud a recours à l'embryologie pour expliquer ce qu'est un métamère ; chez les vertébrés supérieurs, jusque vers le troisième mois de la vie embryonnaire, la longueur de la moelle est égale à celle du rachis ; il y a donc jusqu'à cette époque concordance de niveau entre chaque étage de la surface ectodermique sensible et chaque étage du névraxe où aboutissent les racines sensitives de la périphérie. La segmentation métamérique décompose donc en tranches horizontales le corps entier de l'embryon, et notamment la moelle, le futur système musculaire et la peau, constituant ainsi les neurotomes (segments du tube neural), les myotomes (protovertèbres) et les dermatomères (territoires cutanés). A ce moment; dans un métamère, chacun de ces trois segments correspond aux deux autres par son niveau et par son numéro d'ordre.

A partir du troisième mois de la vie embryonnaire, l'ascension relative de la moelle, phénomène par lequel la moelle s'accroît bien moins vite que le reste de l'individu, fait perdre aux divers segments leurs rapports de contiguité, mais les modifications subies au cours du développement ont laissé persister les deux caractères suivants : 1° un segment de la moelle demeure, après le développement du système nerveux périphérique, en relation avec le segment cutané de même numéro ; 2° un métamère périphérique reste forcément, toute la vie durant, représenté par une tranche horizontale de l'individu.

Si donc on admet pour le zona l'origine spinale, l'éruption et la névralgie occupent une zone du tégument dont la hauteur correspond à l'étage du névraxe qui était au niveau de cette zone avant l'ascension relative de la moelle, c'est-à-dire que, si l'individu adulte était divisé en étages distincts portant chacun un numéro d'ordre, le siège spinal de la lésion serait déterminé parle même numéro d'ordre sur la hauteur de l'axe spinal.

Ce numéro d'ordre est celui du métamère primitif, qui reste toute la vie représenté par une tranche horizontale de l'individu.

« Le métamère» (1) est toute portion de l'être encore fragmentaire possédant en soi l'ensemble des propriétés et attributions de l'être définitivement achevé ». Les métamères sont très visibles dans l'embryon de poulet dès la soixante-dix-huitième heure, et même chez l'embryon humain sous forme de saillies latérales du névraxe primitif, les neurotomes de Houssay. Ce neurotome est constitué ultérieurement par une double paire radiculaire.

M. Brissaud conclut que la zone de troubles trophiques qui apparaît sur une moitié du corps, dans le zona vulgaire, correspond à un étage de la périphérie tributaire d'un étage déterminé de la moelle et non d'un seul ganglion, et que par conséquent la segmentation métamérique de la moelle, qui est réveillée par le zona, est seule capable de l'expliquer.

D'autre part Head, étudiant la douleur au cours des affections de l'estomac et d'autres organes, s'aperçut que les sièges de la douleur étaient plus nombreux qu'on ne l'indique ordinairement et qu'à côté de la

(1) Brissaud. — Leçons sur les maladies nerveuses, 2e série, p. 55:

douleur on trouvait le plus souvent une hyperesthésie douloureuse et thermique intéressant des bandes continues des téguments. Les zones d'hyperesthésie douloureuse et thermique n'empiètent pas les unes sur les autres. On constate en outre que l'hyperesthésie présente des points maxima toujours les mêmes et que ces points coïncident avec le siège de la douleur indiqué par le malade.

Héad, étudiant le zona, crut reconnaître une corrélation entre le siège des groupes de vésicules et celui des zones hyperesthésiées par les affections viscérales. Trois fois, voyant des malades en instance de zona, c'est-à-dire affectés simplement de la névralgie prémonitoire, et dessinant les territoires douloureux, il constata que ces derniers étaient superposables à ceux qu'il avait déjà observés et délimités dans les maladies internes ; et de plus le zona débute par certains points, toujours les mêmes, et qui correspondent rigoureusement aux maxima d'hyperesthésie.

Mais de quelles unités nerveuses naturelles dépendaient ces zones ? Head, après avoir rejeté l'écorce cérébrale, les nerfs périphériques et les racines, admettait par exclusion que ces zones étaient l'expression à la périphérie d'unités dont le siège était médullaire et qu'il existait des segments naturels dans lesquels on pouvait décomposer la moelle.

Si on se souvient que la physiologie a enseigné depuis longtemps que la sensibilité tactile est en rapport avec l'intégrité des racines, tandis que c'est la subtance grise des cornes postérieures qui tient sous sa dépendance les sensibilités thermique et douloureuse, on y trouve une raison sérieuse de penser que les zones de Head doivent être des zones médullaires.

En outre, si l'on considère des lésions de plus en plus élevées de la moelle, on s'aperçoit que les limites des territoires douloureux et hyperesthésiés, loin de s'élever insensiblement, se déplacent par degrés correspondants aux zones en question ; il faut donc admettre que la moelle, qui commande cette répartition, est divisée, elle aussi, en autant de segments naturels que l'on observe de territoires cutanés.

Enfin une semblable division ne peut se comprendre qu'en invoquant l'influence de la métamérie embryonnaire ; il semble donc bien que celle-ci a exercé une action durable, qu'il existe encore dans la moelle des tronçons relativement indépendants, les neurotomes, et que les zones de Head représentent les territoires qui en dépendent, les myélomères.

Le zona est un trouble trophique et, par conséquent, résulte d'un trouble de l'équilibre sensitif ; ce dernier sera réalisé toutes les fois qu'un segment médullaire sera altéré, et l'effet de cette modification centrale se fera sentir d'abord au niveau des maxima sensitifs, pour se répandre de là dans tout le reste de la zone qui en dépend.

La distribution du zona s'explique donc en la considérant comme l'expression d'une localisation médullaire ; dans la moelle la lésion ne se répartirait pas au hasard ; elle y prendrait des régions représentant des unités naturelles et commandant à la périphérie des territoires également constants.

On pourrait admettre la même pathogénie pour les cas de sclérodermie, de pemphigus, de lichen, d'éczéma en bandes. Pous les naevi on constate la localisation métamérique non d'une éruption, mais d'une véritable malformation embryologique ; on pourrait supposer que ces malformations vasculaires sont sous la dépendance de la moelle et fonction d'une lésion spinale.

Si nous avons tant insisté sur la pathogénie du zona, c'est qu'elle va nous servir pour expliquer l'ordination de la syphilis.

Etudions maintenant les syphilides zoniformes. Comme nous l'avons dit plus haut, M. Jullien, au sujet de l'observation qu'il avait communiquée à la Société de Dermatologie et de Syphiligraphie, considérait l'éruption comme déterminée par l'action du virus syphilitique sur le système nerveux, lequel réagit à sa façon.

MM. Gaucher et Barbe, à la suite de leurs observations, concluaient de leur similitude d'aspect avec le zona, qu'elles avaient été produites par l'action de l'agent pathogène de la syphilis ou de sa toxine sur l'axe spinal, en admettant la théorie de M. Brissaud, d'après laquelle le zona ne serait pas la conséquence d'une lésion des nerfs périphériques, mais bien d'une lésion nerveuse centrale.

Le rôle du système nerveux dans la pathogénie de

semblables localisations ne paraît pas douteux. Pour les observations de MM. Spillmann et Etienne on pourrait faire des réserves ; car, si la coïncidence du siège de l'éruption spécifique avec celui d'une altération antérieure (dans le premier cas naevus plan pigmentaire, dans le deuxième zona) peut s'expliquer en supposant que l'une et l'autre étaient dues à une lésion nerveuse identique, on peut aussi penser que peut-être la première affection avait seulement créé au niveau de la peau un lieu de moindre résistance.

Le zona, nous l'avons vu, se caractérise non seulement par l'unilatéralité et la disposition en bandes, mais surtout par la topographie de son éruption suivant les zones de Head. Les diverses éruptions syphilitiques circonscrites reproduisent par leur topographie les caractères essentiels du zona et se localisent aux zones de Head; elles méritent donc bien l'épithète de « zoniformes », et, quant à leurs rapports avec les segments médullaires, ils peuvent être admis en raison de leur analogie avec le zona, si toutefois on considère cette dernière affection comme dépendant de la moelle.

Et maintenant demandons-nous quelle est la cause qui préside à la disposition des éléments roséoliques suivant les espaces intercostaux.

Deux hypothèses peuvent être émises : l'une reconnaissant pour cause de ce phénomène le système circulatoire, l'autre le système nerveux.

Dans la première hypothèse, on suppose des altérations histologiques des vaisseaux intercostaux; les bandes de roséoles ordonnées seraient disposées parallèlement aux vaisseaux altérés. Il nous paraît très improbable qu'on puisse invoquer cette pathogénie. Les éruptions de roséoles ordonnées avaient toujours été essentiellement fugaces, s'effaçaient très rapidement; parfois elles duraient vingt-quatre ou quarante-huit heures à peine. Elles auraient été plus tenaces, s'il s'était agi de lésions liées à des troubles vasculaires.

Il est plus rationnel de croire que la disposition ordonnée de la roséole s'explique par un trouble du système nerveux.

On pourrait penser d'abord à une névrite des nerfs intercostaux; mais nous pouvons constater que la distribution de nos roséoles est nettement indépendante des cordons périphériques.

On peut ensuite recourir à la théorie ganglionnaire; mais nous pouvons constater que nos roséoles croisent obliquement les nerfs intercostaux et que le défaut de concordance est évident.

Allons-nous conclure à la non-probabilité de l'origine nerveuse?

Ne pourrait-on pas adopter ici la théorie métamérique de M. Brissaud? d'après laquelle, comme nous l'avons vu, les affections zoniformes ne correspondent que d'une façon grossière au trajet des nerfs et se manifestent dans un segment du corps par lésion du segment médullaire correspondant qui lui fournit son innervation; d'après laquelle le corps humain serait divisé en une série de zones représentées sur les téguments par une série de zones horizontales, d'où résulte que, si un neurotome est lésé, les conséquences de cette altération se font sentir dans un territoire cutané limité par une ligne d'amputation régulière comprise dans un plan horizontal. Ce que fait une éruption localisée comme le zona, nos roséoles le reproduiraient en grand et bilatéralement; mais, comme nous pouvons le voir, leurs lignes ne sont pas dirigées horizontalement; elles ont, au contraire, une direction très oblique faisant avec la colonne vertébrale un angle aigu ouvert en bas. Il semble donc vraisemblable qu'on ne peut rattacher les roséoles ordonnées à la théorie métamérique de M. Brissaud, d'après laquelle les bandes sont disposées sur un plan horizontal.

Ne pourrait-on pas les rapporter à la conception métamérique de M. Head ? Les zones d'hyperesthésie thermique et douloureuse avec leurs points maxima que M. Head a constatées au cours d'affections de l'estomac et d'autres organes, sont disposées, non pas dans un plan horizontal, mais dans un plan oblique, formant avec la colonne vertébrale un angle aigu ouvert en bas. C'est exactement le même dispositif qu'affectent les roséoles que nous avons décrites; elles prennent naissance au niveau de la colonne vertébrale, et s'en écartent ensuite pour former avec elle des angles aigus ouverts en bas.

On pourrait alors concevoir que les myélomères de Head, qui se sont surtout manifestés à leur auteur grâce à une hyperesthésie douloureuse et thermique, se manifestent aussi par des troubles vaso-moteurs, dont nos roséoles pourraient formuler la preuve. L'existence des myélomères, c'est-à-dire des territoires cutanés correspondant à la distribution des fibres sensitives qui aboutissent à un segment spinal, existence prouvée par des troubles sensitifs dans la syringomyélie, par des troubles trophiques dans le zona et la sclérodermie, pourrait encore être prouvée par des phénomènes d'ordre vaso-moteur tels que les roséoles ordonnées.

Nous pensons donc que la disposition de nos roséoles cadre assez avec la conception de Head, et, comme nous savons que les zones de Head ne se rencontrent que quand il existe des lésions de la moelle elle-même cela nous amène à penser que peut-être nos roséoles ordonnées sont dues à une action du virus syphilitique sur la moelle, le virus atteignant non pas un segment, mais toute une série des segments médullaires dont l'assemblage constitue l'axe nerveux.

La syphilis affecterait ainsi l'axe spinal à une époque assez précoce de son évolution : c'est là notre conclusion.

Observations prises dans le service de M. de Beurmann.

Observation I

Blanche K..., 20 ans, entrée le 4 avril 1899 à l'hôpital Broca dans le service de M. de Beurmann.

A eu une fièvre typhoïde à l'âge de 12 ans ; à l'âge de 17 ans a eu une métrite avec salpingite double pour laquelle elle est entrée à Lariboisière ; on lui a fait dans cet hôpital une hystérectomie vaginale totale. Depuis l'opération, la malade s'est toujours bien portée ; néanmoins elle accuse, à la suite de fatigues un peu fortes, une douleur dans la fosse iliaque droite, qui du reste ne persiste pas longtemps si elle prend du repos. Depuis son jeune âge elle a toujours eu la gorge délicate et a été très sujette aux angines.

Le 4 avril, elle entre à l'hôpital Broca avec les traces d'une cicatrice indurée à la lèvre inférieure ; elle a en même temps une roséole généralisée à tout le corps ; rien à la vulve.

La malade aurait eu successivement trois érosions superficielles à la lèvre inférieure ; suivant son dire, la première, qui était très indurée et située à gauche près de la commissure labiale, a duré près d'un mois ; elle était accompagnée de lymphangite de toute la lèvre et d'adénites sous-maxillaires parotidiennes multiples, dures et douloureuses. L'adénopathie persiste, et est nettement plus accentuée à gauche qu'à droite.

L'induration a complètement disparu, et on ne voit comme trace de cette érosion qu'une surface un peu blanchâtre et aplatie. Selon toute probabilité cette première érosion doit représenter l'accident primitif. c'est à dire le chancre, la date de son apparition remonte presque à quatre mois.

Une seconde érosion, située sur la partie médiane de la lèvre inférieure, a fait suite à la première : sa durée a été de 15 jours environ ; elle avait la dimension d'une pièce de cinquante centimes environ.

Depuis un mois et demi, nouvelle érosion à droite sur la lèvre inférieure, dont les traces persistent encore. L'induration peut être facilement perçue ; l'érosion a une forme ovoïde, un peu surélevée, légèrement creusée en cupule. Cette dernière érosion a été regardée au service comme la trace du chancre.

Depuis près de deux mois, la malade a une roséole intense et généralisée : à noter que cette roséole a apparu avant cette troisième érosion actuellement encore indurée, ce qui permettrait peut-être de considérer les deux dernières érosions comme des plaques muqueuses, et non pas comme chancre la dernière érosion.

Depuis trois semaines que la malade est à l'hôpital, la roséole persiste toujours aussi confluente et aussi forte qu'au début, malgré des piqûres d'huile grise faites tous les 8 jours.

Les taches roséoliques tendent à devenir papuleuses sur le tronc ; elles sont nettement surélevées à la région mammaire, au niveau des épaules et à la région interscapulaire. Leur couleur est rose saumonné, leur contour est irrégulier, leur dimension est celle d'un pois.

Les taches roséoliques, au lieu d'être semées au hasard, ont ici une orientation très visible et qu'on peut voir, quoiqu'assez mal, sur la photographie due à l'obligeance de M. Guyot, externe du service, elles suivent nettement la courbure des côtes.

Les taches roséoliques semblent former des cercles incomplets parallèles les uns aux autres et séparés par des espaces de peau saine. Dans la région supérieure du thorax les cercles semblent tourner autour du moignon de l'épaule comme axe. A partir de la région moyenne du dos, les arcs de cercle constitués par les taches paraissent naître au niveau de la colonne vertébrale, de là, descendre en suivant les espaces intercostaux pour venir se perdre sous l'aisselle et dans le flanc. Cette disposition est bilatérale.

Cette disposition, qui est très accusée dans tout le dos et est dans la photographie surtout visible dans la région lombaire, ne se retrouvait pas sur la paroi thoracique antérieure ni en aucun autre lieu du corps, quoique la roséole soit abondante sur tout le reste du corps sauf les mains et les pieds.

Les taches roséoliques ne sont pas surélevées au cou et aux membres ; elles sont également un peu moins foncées en couleur qu'au niveau du tronc ; elles existent à la figure, surtout au front, où on les voit se continuer sur le cuir chevelu.

Adénopathie cervicale très nette, surtout à gauche, les ganglions sous maxillaires sont durs et nombreux ; on en perçoit un, parmi le nombre, plus volumineux, et cela à gauche. Les ganglions rétro-sterno-mastoïdiens, les sus hyoïdiens et les parotidiens sont pris. Le ganglion sus-épitrochléen est facilement perceptible, surtout à droite. Les ganglions verticaux et horizontaux de l'aine sont pris. Aucun accident vulvaire.

Examen de la gorge : la malade ne souffre pas en mangeant, mais seulement la nuit et le matin, elle ne respire alors que difficilement. Le voile du palais est un peu rouge, les piliers antérieurs et postérieurs sont rouge vif. L'amygdale droite est très œdématiée, de la grosseur d'une petite noix ; elle est couverte de petites plaques muqueuses. L'amygdale gauche est un peu moins volumineuse ; elle est également couverte de plaques muqueuses. La malade ne fume pas ; elle aime beaucoup les mets épicés, mais ne peut en manger actuellement à cause des ulcérations de ses amygdales. Elle a eu antérieurement de fréquentes angines ; la sensibilité n'est pas très augmentée.

Observation II

J..., Salle Van Swieten, hôpital Broca-Lourcine.

La malade est mariée depuis six mois. L'accident primitif remonte à trois mois environ. Elle présente encore du sclérème de la lèvre droite.

La malade n'a pas d'alopécie. Le cou porte des traces de syphilides pigmentaires.

La luette est très peu rouge; le pilier antérieur du voile du palais est d'un rouge assez foncé, le voile ne l'est pas. Les amygdales sont grosses et rouges; la sensibilité n'est pas augmentée. Les ganglions sont petits, sauf les ganglions inguinaux : on trouve trois ganglions à gauche. La vulve est couverte de syphilides érosives multiples des grandes et des petites lèvres et du vagin. La rate n'est pas très grosse, mais elle est nettement appréciable.

La malade présente une roséole très intense, très marquée sur tout le thorax. les cuisses et le dos. La roséole présente le dispositif suivant au dos : elle est ordonnée en lignes qui suivent les côtes, ces lignes se correspondent de chaque côté, et deux lignes forment un angle à sommet supérieur au niveau de la colonne vertébrale. A la région scapulaire les lignes paraissent être ordonnées en segments de cercle allant de l'épine de l'omoplate vers le creux axillaire; le centre de ces cercles semble être l'articulation de l'épaule. On n'a pu photographier la malade, l'éruption qui était très visible la veille, s'étant fort atténuée le lendemain.

La malade présente de l'anémie, mais elle n'a pas de l'asthénie musculaire, nerveuse ou circulatoire.

Observation III

R..., salle Astruc, hôpital Broca.

La malade a eu son chancre il y a six mois sur la grande

lèvre droite. Il y a deux mois elle a eu une métrite soignée au permanganate de potasse; à la même époque elle a eu une roséole, qui a duré pendant quinze jours et qui a guéri. Depuis trois semaines elle a une nouvelle poussée de roséole.

Cette éruption est constituée par des taches légèrement surélevées, un peu papuleuses, très nombreuses sur tout le corps, surtout au niveau du cou, du tronc et de la racine des cuisses. Sur les épaules et dans la région scapulaire, les éléments ont une disposition spéciale; ils sont orientés, suivant la direction des côtes, en lignes qui constituent des segments de cercle et dont le centre serait l'articulation de l'épaule. Au dos, les élément, toujours groupés en lignes. sont parallèles aux côtes; les arcs formés par les taches paraissent partir de la colonne vertébrale; de là ils descendent vers le flanc en formant avec la colonne vertébrale un angle aigu à sinus inférieur. Cette disposition devient très manifeste par l'interposition d'un verre bleu. Le surlendemain de l'entrée de la malade dans le service, les lésions avaient perdu leur netteté, et bien que visibles encore, on ne put photographier.

La gorge présente de l'angine. Il y a des végétations à l'anus.

Observation IV

M.., entrée en juillet 1899 à l'hôpital Broca, salle Van Swieten.

La malade est syphilitique depuis 6 mois ; elle n'a jamais été traitée.

Son chancre a siégé à la vulve, mais n'a pas été vu dans le service, la malade arrivant en pleine efflorescence d'accidents secondaires ; elle présente encore dans l'aine un gros ganglion entouré d'autres de dimension moindre. Elle présente sur la vulve des plaques papulo-hypertrophiques. Il existe des plaques muqueuses dans la bouche. Les amygdales sont volumineuses. La rate est grosse ; elle mésure 8 centimètres. Les adénopathies secondaires sont très marquées ; les ganglions de la nuque sont très gros ; il en est de même de ceux du cou, des aisselles, de l'épitrochlée. La malade est très anémiée : elle a une asthénie musculaire, digestive et circulatoire très prononcée. Elle présente sur le corps des éléments de miliaire syphilitique. En outre il existe une roséole de retour, papuleuse, dont la disposition est tout à fait spéciale ; les éléments paraissent très nettement constitués de cercles concentriques autour de l'articulation de l'épaule, et suivre, à partir de la région moyenne du thorax, les espaces intercostaux pour aller se perdre sur les flancs. Ce dispositif n'existe en aucune autre région du corps. Deux jours après, M. Pétresco, externe du service, a voulu photographier la malade, mais les lésions étaient en grande partie effacées.

Observation V

M.., entrée le 22 septembre 1899, salle Astruc.

L'accident primitif remonte à 5 mois ; le chancre a été vulvaire. La malade présente des papules vulvaires et des ulcérations anales. Elle a de gros ganglions au cou et un ganglion gros comme un haricot à l'épitrochlée. La rate est grosse et mesure 6 centimètres. La malade n'a pas d'alopécie. Elle a une angine très belle. La luette est rouge et congestionnée, ainsi que les piliers antérieur et postérieur du voile du palais. Les amygdales sont hypertrophiées et d'une couleur rouge foncé. L'arrière-pharynx est rouge foncé aussi. La gorge n'est pas douloureuse, et la malade n'a pas eu d'angine autrefois.

La malade présente une roséole de retour ordonnée suivant les espaces intercostaux. Ces éléments éruptifs sont disposés en des lignes parallèles les unes aux autres ; chacune de ces lignes prend naissance au niveau de la colonne vertébrale, s'en écarte ensuite en formant avec elle un angle aigu, puis se dirige vers la ligne axillaire postérieure en suivant la direction de l'espace intercostal.

Observation VI

N.., 35 ans, entrée à l'hôpital Broca, salle Astruc, pour rougeurs sur le corps et boutons à la vulve.

La malade, actuellement enceinte de 7 mois et demi, a eu, il y a 3 mois environ, un bouton sur la grande lèvre gauche, accompagné de grosseur dans l'aine ; ce bouton fut laissé sans soins. Quelques jours après, de nouveaux boutons semblables étant apparus, la malade entra à l'hôpital Saint-Louis, où on diagnostiqua « chancres mous ». Elle en sortit quelques semaines plus tard complètement guérie, les bubons s'étant terminés par résolution sans suppuration.

Actuellement la malade est porteuse de plusieurs papules syphilitiques vulvaires, bien caractéristiques, accompagnées de ganglions inguinaux assez petits, mais très durs et indolents, et d'une superbe roséole syphilitique généralisée à tout le corps, y compris les membres, et ne s'arrêtant qu'aux extrémités. Il existe au cou de la syphilis pigmentaire.

La roséole, dont les taches, très nombreuses, sont bien nettes, bien distinctes les unes des autres, dessine très manifestement des cercles concentriques dont le centre serait à peu près le sommet de la grosse tubérosité de l'humérus. Si on commande à la malade de porter simultanément les épaules en arrière, la peau, reposant sur une notable couche de graisse, dessine une série de plis disposés aussi en cercles concentriques. La grosse majorité des taches de roséole est située au sommet des bourrelets ainsi formés : il y en a au contraire très peu dans les sillons. A l'inverse de ce qu'il nous a été donné d'observer dans plusieurs des cas précédents, la disposition concentrique de la roséole était surtout bien évidente dans la région dorsale, c'est-à-dire dans la région allant de l'épine de l'omoplate à la ceinture, et peu marquée dans la région lombaire.

Observation VII

Anne S..., 21 ans, entrée le 2 octobre 1899, salle Astruc.

A eu une ulcération vulvaire très petite, paraît-il, dont elle ne s'est aperçue qu'il y a 15 jours, quand elle eut un ganglion dur, indolent à l'aine gauche. La roséole serait apparue il y a une huitaine de jours. Elle couvre tout le corps, même la figure, où elle est très disséminée, les mains et les pieds. Les taches sont très rapprochées, presque confluentes, d'un rose vif. Pas de papules vulvaires ni de plaques muqueuses.

A la face antérieure du corps la roséole est sans aucun ordre mais à la face postérieure, au dos, les taches de roséole, paraissent disposées par traînées, suivant le trajet des nerfs ou artères intercostaux, ou mieux suivant des cercles concentriques ayant pour centre le sommet de l'épaule. Cette disposition, symétrique, est surtout nettement apparente dans la région du dos comprise entre la pointe de l'omoplate et l'os iliaque. La malade refuse de se laisser photographier.

Observation VIII

Rose M..., 18 ans, salle Astruc, hopital Broca.

La malade s'est aperçue, il y a un mois, qu'elle avait des boutons, les mêmes que ceux qu'elle porte actuellement et qui ne se seraient pas guéris.

Ces boutons sont des papules syphilitiques non ulcérées, coïncidant avec une roséole probablement de retour. Cette roséole limitée au tronc et aux cuisses, très peu apparente sur les bras et les jambes, a une couleur fleur de pêcher bien nette. Les taches sont bien nettes, bien espacées les unes des autres. Bien plus nettement que l'observation précédente, on retrouve la disposition en cercles concentriques dans le dos. Ici elle est caractéristique. Les taches sont bien nettement disposées en cercles concentriques autour de l'épaule. Malheureusement ici la roséole est trop peu intense comme couleur pour qu'on puisse prendre une photographie nette.

CONCLUSIONS

1° La disposition en bandes est une chose fréquente dans les dermatoses, beaucoup plus fréquente qu'on ne le pensait autrefois. En effet, dans le zona, la sclérodermie, le pemphigus, les nævi, le psoriasis, etc., etc., on observe des dispositions particulières qui font que les éléments éruptifs ne sont pas disposés au hasard, mais au contraire suivant un certain ordre. Les observations tendent à se multiplier de plus en plus, et ce fait sera bientôt une chose banale.

2° La syphilis n'échappe pas à cette loi. C'est une notion classique en effet que les syphilides palmaire et plantaire, l'iritis, les gommes, etc., ont tendance à avoir une disposition symétrique.

3° Les manifestations cutanées tertiaires et secondo-tertiaires peuvent présenter également une certaine systématisation ; dans ces dernières années, MM. Jullien, Trapeznikoff, Gaucher, Spillmann, ont signalé de nombreux cas de syphilides de cette période se groupant sur le territoire de certains nerfs et simulant, par leur trajet en bandes, la disposition du zona.

4° Mais on n'avait pas signalé, à une période moins avancée de la syphilis, la disposition ordonnée des éléments syphilitiques. Or, à une époque assez précoce de la période secondaire, il existe, comme on peut le voir par nos observations, une disposition particulière de la roséole, qui fait que les éléments éruptifs se groupent au dos et des deux côtés de la colonne vertébrale, en des bandes parallèles suivant les côtes et les espaces intercostaux.

5° Le pronostic de ces roséoles ne paraît pas comporter de gravité particulière, ni le traitement d'indication spéciale.

6° La conception métamérique de Head, qui veut que les zones métamériques soient non horizontales, mais obliques, nous paraît expliquer suffisamment la disparition de nos roséoles.

INDEX BIBLIOGRAPHIQUE

Annales de dermatologie et de syphiligraphie (années 1890 à 1901).

BALZER. — Article « syphilis ». In *Traité de médecine*, de Brouardel et Gilbert.

BARBE. — Syphilides zoniformes. Congrès de Paris, 1900.

BRAUMAN. — De l'érythème circiné tertiaire de la syphilis. *Thèse*, Paris, 1891.

BRISSAUD. — Leçons sur les maladies nerveuses, 1re série (1895) et 2e série (1899).

CONSTENSOUX. — La métamérie du système nerveux et les maladies de la moelle. *Thèse*, Paris, 1900.

DE BEURMANN et DELHERM. — Sur une disposition spéciale de la roséole de retour. *Journal des Praticiens*, 13 avril 1901.

FOURNIER. — *Traité de la syphilis.*

GAUCHER. — Leçons sur les maladies de la peau.

GAUCHER et BARBE. — Article « maladies de la peau. » In *Traité de médecine*, de Brouardel et Gilbert.

GAUCHER et BARBE. — Syphilides zoniformes. *Presse médicale*, 12 août 1897.

GAUCHER et COYON. — Sur un cas de sclérodermie en plaques, zoniforme. *Bulletin de la Société médicale des hôpitaux.* (Séance du 24 mai 1901).

JULLIEN. — *Traité pratique des maladies vénériennes.*

MAURIAC. — Leçons sur les maladies vénériennes.

SPILLMANN et ETIENNE. — Syphilides zoniformes. *Presse médicale*, 15 décembre 1897.

IMPRIMERIE F. DEVERDUN, BUZANÇAIS (INDRE).

www.ingramcontent.com/pod-product-compliance
Ingram Content Group UK Ltd.
Pitfield, Milton Keynes, MK11 3LW, UK
UKHW020324220726
13923UKWH00003B/1348

9 782329 126227